CONTRIBUTION A L'ÉTUDE

DE

L'HÉMORRHAGIE SPONTANÉE DE LA MOELLE

OU

HÉMATOMYÉLIE

PAR

M.-A.-Louis BOPPE

DOCTEUR EN MÉDECINE DE LA FACULTÉ DE PARIS

Médecin stagiaire au Val-de-Grâce

PARIS

ALPHONSE DERENNE

Boulevard Saint-Michel, 52

1881

CONTRIBUTION A L'ÉTUDE

DE

L'HÉMORRHAGIE SPONTANÉE DE LA MOELLE

OU

HÉMATOMYÉLIE

PAR

M.-A.-Louis BOPPE

DOCTEUR EN MÉDECINE DE LA FACULTÉ DE PARIS

Médecin stagiaire au Val-de-Grâce

———

PARIS

ALPHONSE DERENNE

Boulevard Saint-Michel, 52

1881

A LA MÉMOIRE

DE MON PÈRE ET DE MA MÈRE

A LA MÉMOIRE

DE MON FRÈRE EUGÈNE

A LA MÉMOIRE

DE MON BEAU-FRÈRE LE Dr A. BOUCHER

MON PREMIER MAITRE ET MON MEILLEUR AMI

A MON FRÈRE LE Dr ROGER BOPPE

Médecin des hôpitaux militaires

A MA BONNE SOEUR

Profonde reconnaissance et inaltérable affection

A MA BONNE TANTE MADEMOISELLE LAURENT

A MA FAMILLE

A MES AMIS

DE L'HÉMATOMYÉLIE

INTRODUCTION

Les hémorrhagies dans le parenchyme médullaire offrent de nombreuses variétés, aussi ont-elles été divisées en :

Hémorrhagies traumatiques ;
Hémorrhagies par variation de pression atmosphérique ;
Hémorrhagies consécutives à des ramollissements ;
Hémorrhagies spontanées.

C'est cette dernière variété, à laquelle on a donné le nom d'hématomyélie, qui fera le sujet de notre travail.

Nous avons pensé qu'il serait intéressant de rapporter une observation que nous avons recueillie durant notre stage au Val-de-Grâce, et de la rapprocher des rares observations analogues que la science possède.

Le plan que nous avons adopté est le suivant :

Chap. I. — Historique.
Chap. II. — Considérations anatomiques sur les vaisseaux de la moelle.

CHAPITRE I

La connaissance des hémorrhagies intra-médullaires, comme d'ailleurs celle de la plupart des altérations de la moelle, ne remonte pas au delà du commencement de notre siècle.

En 1827, Ollivier d'Angers fit paraître son traité des maladies de la moelle épinière, il y est fait mention pour la première fois de *l'hématomyélie*. L'auteur n'en rapporte cependant aucun exemple, c'est par analogie avec l'hémorrhagie intra-encéphalique qu'il admet son existence, et s'il en trace les symptômes ce n'est qu'en s'appuyant sur les connaissances anatomiques et physiologiques de son époque.

En 1828, Hutin (1) en rapporte une première observation. A la même époque Cruveilher (2) dans son Anatomie pathologique donne la description d'un cas d'hématomyélie qui reste encore classé aujourd'hui parmi les cas les plus intéressants connus dans la science.

L'impulsion était donnée, et depuis ce moment les observations se sont multipliées. Nous citerons les cas de Monod (3), Breschet (4) (1831), de Grisolle (5), Sac-

1. Hutin. *Bibliothèque médicale* (1828), tome I.
2. Cruveilher. *Anatomie pathologique*, 3ᵉ livraison.
3. Monod. *Bulletin de la Société anatomique*, n° XVIII.
4. Breschet. *Archives générales de médecine*.
5. Grisolle. *Journal hebdomadaire des sciences médicales*, n° 3.

chéo (1) (1836), Nonat (2) (1838), Moynier (3) (1858),
Duriau (4) (1859), Colin (5) (1861), Levier (6) Jaccoud (7) (1864), Gorsse (8) (1870), Bourneville (9)
(1871), Liouville (10) (1872).

L'existence de l'hématomyélie primitive était donc géné-
ralement admise jusqu'à cette époque, ainsi que le prouve
le grand nombre d'observations portant ce titre. Mais
MM. Charcot et Hayem soumettant ces observations et d'autres cas analogues à une étude plus complète où ils font
jouer à l'examen histologique le rôle le plus important,
jouissant d'ailleurs de moyens d'investigation beaucoup
plus perfectionés que ceux dont disposaient leurs devan-
ciers, sont venus renverser les idées reçues jusqu'alors et
mettre en doute l'existence de l'hématomyélie en tant que
lésion primitive.

Pour ces deux auteurs la plupart des observations pré-
sentées comme relatant des cas d'hémorrhagie médullaire
spontanée, ne sont incontestablement que des cas de myélite,
où le processus inflammatoire devient la véritable lésion

1. Sacchéo. *Revue médicale* (1836).

2. Nonat. *Archives générales de médecine* (1838).

3. Moynier. *Des morts subites chez les femmes enceintes* (Paris
1858).

4. Duriau. *Union médicale* (1859).

5. Colin. *Société médicale des hôpitaux* (1862).

6. Levier. *Beitray zür pathologie der Ruckenmarks apoplexie*
(Bern 64).

7. Jaccoud. *Paraplégies d'ataxie du mouvement.*

8. Gorsse. *De l'hémorrhagie intra-médullaire* (th. de Strasbourg) 1870.

9. Bourneville. *Gazette médicale* (1871).

10. Liouville. *Mémoire de la Société de Biologie* (1872).

primordiale à laquelle s'ajoute, mais seulement comme complication, et à la suite de la rupture des vaisseaux, l'extravasation sanguine.

En effet, Charcot (1) s'exprime ainsi en parlant de l'hématomyélie : « Il s'agit là d'une affection qui au point de vue de la pathogénie et de l'anatomie pathologique diffère essentiellement de l'hémorrhagie intra-encéphalique vulgaire, car en général, dans l'hématomyélie, l'épanchement sanguin s'opère au sein des tissus déjà préalablement modifiés par un travail inflammatoire. »

M. Hayem (2) dans sa thèse d'agrégation passe en revue les trente observations connues jusqu'à cette époque, et conclut après les avoir soumises à un minutieux examen, que la science ne possède encore aucun fait irrécusable d'hématomyélie primitive.

Pour lui comme pour Charcot, ce sont des cas bien évidents de la myélite, de ramollissement de la moelle avec hémorrhagie plus ou moins abondante, mais toujours consécutive à un processus inflammatoire ; et l'hémorrhagie intra-médullaire telle qu'il l'entend devient une lésion complexe qu'il convient mieux de désigner sous le nom d'*hématomyélite*.

Les auteurs qui depuis ont écrit sur ce sujet n'ont pas admis sans réserves les conclusions précédentes, et tout en reconnaissant comme vraie, pour certaines observations, l'interprétation donnée par MM. Charcot et Hayem, ne pen-

---

1. Charcot. *Leçons sur le système nerveux* (72-73).
2. Hayem. *Des hémorrhagies intra-médullaires* (Th. d'agrégation) 72.

sent pas qu'elle puisse s'appliquer à tous les cas, et que l'on doive rayer du cadre nosologique, l'hématomyélie en tant que lésion primitive analogue de l'hémorrhagie intra-encéphalique.

Telle est du reste l'opinion formulée dans leurs écrits par MM. Jaccoud (1), Hallopeau (2), Bouchard (3), Leyden (4), Vulpian (5), W. Hammond (6), Leveran et Teissier (7).

1. Jaccoud. *Traité de pathologie interne*. Tome I.

2. Hallopeau. *Dictionnaire de médecine et de chirurgie pratiques*.

3. Bouchard. Art. Moelle. *Dictionnaire encyclopédique des sciences médicales*.

4. Leyden. *Traité des maladies du système nerveux*. Berlin, 79.

5. Vulpian. *Traité des maladies de la moelle*. Paris, 79.

6. W. Hammond. *Traité des maladies du système nerveux*. New-York. Traduction de Labadie-Lagrave, 79.

7. Laveran et Teissier. *Éléments de pathologie interne*. Tome I.

CHAPITRE II

CONSIDÉRATIONS ANATOMIQUES SUR LA DISTRIBUTION DES
VAISSEAUX DANS LA SUBSTANCE MÉDULLAIRE

Il est certaines considérations anatomiques sur la distribution des vaisseaux de la moelle très utiles à connaître, car si elles nous font comprendre pourquoi les hémorrhagies sont moins fréquentes dans cet organe que dans le cerveau, elles montrent clairement leur possibilité, et indiquent leur siège de prédilection.

Les troncs artériels de la moelle sont moins directement impressionnés que ceux du cerveau par les variations que subissent la vitesse et la force du courant sanguin. En effet les artères du cerveau venant presque directement de l'aorte, sont incomplètement protégées par les flexuosités de la carotide interne et de la vertébrale contre les fluctuations de la pression cardiaque. Dans la moelle au contraire, sauf la partie supérieure alimentée par la vertébrale, les artérioles qui pénètrent dans le parenchyme médullaire se séparent à angle droit de leurs troncs d'origines, en sorte que les changements de pression se trouvent atténués au moment où l'ondée sanguine arrive dans le tissu même de la moelle.

Ces notions anatomiques nous expliquent précisément cette rareté des hémorrhagies spontanées dans la moelle, rareté dont on a fait à tort un argument pour nier leur ressemblance avec les hémorrhagies cérébrales si fréquentes au contraire.

L'hémorrhagie se fait toujours dans la substance grise, la raison en est toute anatomique, et l'histologie nous la donne en nous montrant cette substance, qui d'ailleurs est molle et très fragile, comme très vasculaire en même temps. Les vaisseaux qui pénètrent dans la partie supérieure de la moelle forment en effet dans la partie centrale des réseaux anastomotiques d'une admirable richesse. Les cellules nerveuses disparaissent au milieu de ses mailles, c'est à peine si elles peuvent y trouver place. Indépendamment de ceux-là il en est d'autres qui viennent de la pie-mère et qui pénètrent dans les sillons antérieur et postérieur par petits pinceaux pour former encore des lacis très nombreux autour du canal central.

La substance blanche ou périphérique possède au contraire peu de vaisseaux, elle a en outre une trame serrée, une texture plus consistante et plus solide.

Outre cette raison il en est une seconde qui expliquerait aussi la prédilection de l'hémorrhagie pour la substance grise, c'est que les capillaires de cette substance seraient les plus petits de l'organisme et de beaucoup plus étroits que ceux de la partie périphérique. D'après Goll (1), le calibre des premiers vaisseaux est de 0,0035, celui des seconds de 0,0098. Or si l'on admet que l'épaisseur des parois diminue parallèlement au calibre du vaisseau il est évident, qu'à la suite d'une pression vasculaire augmentée, des capillaires du calibre de 0,0035, se déchire-

1. Goll (*Mémoires de la Société naturelle de Zurich*).

ront plus facilement que des capillaires d'un calibre trois fois plus considérable.

Donc, en résumé, si d'une part, par suite du mode d'origine et de direction des troncs afférents, les conditions de rupture vasculaire par suite de variation brusque de pression sont moins favorables, ces conditions se trouvent pleinement réalisées d'autre part par suite de la petitesse extrême du calibre des capillaires de la substance grise, et de la ténuité incomparable de leurs parois.

CHAPITRE III

OBSERVATION I

Recueillie à l'hôpital militaire du Val-de-Grâce dans le service
de M. le professeur Vallin

M. X..., vétérinaire, âgé de **27** ans, d'une constitution
très robuste et ayant toujours joui d'une santé parfaite.
Sans antécédents alcooliques, ni syphilitiques ni rhumatis-
maux.

Le 10 juillet 1876 M. X... valide et bien portant le
matin, partit à cheval à midi de Boghar pour remplir une
mission au camp des zouaves sur la route de Médéah ; la
température extérieure était très élevée, environ, 40° le
soleil très ardent. Le soir à six heures en rentrant à Boghar après une course de 75 kilomètres quand il voulut descendre de cheval, au moment de passer la jambe droite il
ne put le faire, on dut l'aider à descendre et le soutenir,
car subitement paralysé il s'affaissait sur le sol. On fut
obligé de le transporter sur un brancard à l'hôpital.

Il ne ressentit rien du côté des membres supérieurs. l'intelligence est restée parfaitement intacte : et M. X... qui
a étudié avec beaucoup de soin sa maladie nous fournit
avec précision les moindres détails de son état depuis le
début de l'affection jusqu'aujourd'hui.

Durant cette course à cheval il n'a rien senti de parti-

culier dans les membres, ni douleurs, ni fourmillements.
Rien non plus du côté du rachis. Le début a été instan-
tané, car la paralysie d'un membre ne lui eût pas permis
de se maintenir à cheval.

Il fut examiné aussitôt son arrivée à l'hôpital, on constata
la paralysie de la motilité dans le membre inférieur droit,
et de la sensibilité dans le gauche.

La vessie et l'intestin étaient aussi paralysés. Il y eut
d'abord rétention d'urine ; on dut sonder le malade, puis
l'incontinence succéda. Selles involontaires. Pas de pria-
pisme.

Dans la soirée on s'aperçut de la paralysie des muscles
de la paroi abdominale qui rendait tout effort impossible.

Absolument rien dans les membres supérieurs ni la face.
Pas de troubles respiratoires. La paralysie à droite était
complète, tout mouvement volontaire était aboli dans le
membre inférieur droit ; les réflexes y étaient exagérés et à
chaque instant le malade y ressentait des mouvements spasmodiques. Aucune douleur, aucun fourmillement dans cette
extrémité inférieure, la sensibilité y était non seulement conservée, mais encore exagérée.

A gauche la sensibilité était abolie dans tous ses modes
au point que par accident le malade fut profondément brûlé
sur une large surface à la partie externe de la jambe gauche sans y ressentir la moindre sensation. Il lui semblait
avoir constamment une couche de glace sur ce membre. La
motilité y était conservée.

Au moment où à l'hôpital on lui passa une éponge im-
bibée d'eau chaude sur le rachis, M. X... y perçut une
sensation douloureuse à hauteur de ceinture. Mais il ne

ressentit pas de douleur spontanée dans cette région, les mouvements communiqués n'étaient pas non plus douloureux.

Il ne se produisit pas d'éruption sur les parties paralysées. La température des deux membres inférieurs ne présenta pas de différence sensible.

M. X... reste onze jours sans traitement à Boghar, sans éprouver la moindre souffrance, l'état apyrétique du début continue, il est alors évacué à l'hôpital du Dey à Alger ; le voyage fut pénible et fatigant, à son arrivée il est pris de fièvre intense avec élévation de température jusqu'à 41° s'accompagnant de délire, de phénomènes d'excitation, de contractures musculaires spasmodiques avec irradiations douloureuses. Soumis à un traitement révulsif très énergique, ventouses scarifiées, pointes de feu sur le rachis et la cuisse droite, vésicatoires, purgatifs, les symptômes fébriles disparurent au bout de quinze jours laissant le malade dans le même état qu'auparavant.

Pas d'eschare, pas d'alcalinité des urines qui ne contiennent ni pus ni sang.

La contractilité électro-musculaire est conservée.

Traitement par la strychnine et les courants continus. Le malade reste cinq mois sur son lit, puis son état s'étant peu à peu amélioré il commence à marcher courbé sur deux cannes.

Les érections suspendues jusque là, reparaissent au bout de sept mois. Il y a une amélioration très sensible de l'état de la vessie et de l'intestin. La sensibilité était revenue peu à peu à gauche, mais très obtuse et pervertie dans tous ses modes, toutes les impressions périphériques donnent lieu à la perception d'une sensation de froid.

Revenu en France après onze mois passés à l'hôpital du Dey, M. X., fit différentes saisons aux eaux de Plombières, de Bourbonne et de Bourbon l'Archambault. Dans cette dernière station thermale il ressentit une amélioration très marquée.

Le 19 avril 1880 il entre à l'hôpital militaire du Val-de-Grâce dans le service de M. le professeur Vallin.

Au moment où nous procédons à l'examen (décembre 1880) M. X., ne souffre nullement de la maladie, il parait fort et vigoureux. Le membre inférieur droit est un peu moins volumineux que le gauche, la différence métrique est de trois centimètres à la cuisse : l'atrophie semble surtout porter sur les muscles fléchisseurs. La paralysie a fait place à une raideur accusée surtout dans certains groupes musculaires (fléchisseurs). Le malade marche avec une canne, sa jambe droite décrit un arc de cercle complet ; la marche en fauchant est caractéristique. Lorsqu'il est debout la flexion de la jambe sur la cuisse est presque impossible.

Il existe encore à droite une exagération de la réflectivité et sous l'influence d'une excitation, il survient des mouvements spasmodiques qui maintiennent le membre dans l'extension forcée. Quand il se lève et pose le pied à terre, ou si en marchant il heurte une pierre, il se produit dans tout le membre un tremblement qui cède au bout de quelques instants, ce phénomène se produit aussi sous l'influence d'une vive émotion morale.

A gauche l'anesthésie a fait place à une perversion de la

sensibilité, le malade perçoit sans retard toutes les impressions périphériques mais toujours sous la même forme. La piqûre d'un épingle, le contact d'un corps chaud, le chatouillement donnent lieu à une même sensation de froid mal définie. Il croit avoir une couche emplastique sous la plante du pied et il lui semble encore sentir parfois son membre gauche plongé tout entier dans la neige.

Sauf l'atrophie musculaire signalée précédemment on ne constate aucun trouble trophique portant sur la peau, les poils, les ongles, les articulations.

Les muscles de la paroi abdominale se contractent bien, mais les efforts de défécation sont toujours difficiles et parfois sans effet : car la constipation persiste et le malade ne peut obtenir une selle chaque jour, qu'en recourant aux agents thérapeutiques. A l'incontinence d'urine a succédé une sensibilité de la vessie qui oblige le malade à uriner un peu plus fréquemment que d'ordinaire et à porter un urinal pour voyager.

Du reste, rien du côté des membres supérieurs où la force musculaire est très développée, rien du côté de la face ou du tronc. Toutes les fonctions s'accomplissent avec régularité, les organes des sens sont intacts.

En résumé, il a y une amélioration lente, mais toujours progressive, qui permet au malade d'espérer, sinon la guérison complète, du moins un retour suffisant des mouvements volontaires et de la sensibilité et par là, une transformation de sa maladie en une infirmité légère.

Nous sommes en présence d'une lésion unilatérale de la moelle ; en effet Brown-Séquard a montré qu'à la suite d'une hémisection transversale de la moelle épinière il y avait paralysie de la motilité avec hyperesthésie dans le membre postérieur correspondant à la lésion, et anesthésie avec conservation du mouvement dans le membre opposé. Cette proposition démontrée par l'expérience, se trouve confirmée par de nombreuses observations cliniques.

Tel est le cas publié par Oré de Bordeaux (1), il est relatif à un malade chez lequel les mouvements volontaires étaient abolis à gauche, tandis que la sensibilité y persistait. Elle avait presque disparu à droite. On trouva à l'autopsie un caillot sanguin dans la moitié gauche de la région cervicale de la moelle.

Le fait rapporté par Monod (2) nous semble un des plus probants : il s'agit d'un homme qui devint incomplètement paralysé du mouvement volontaire dans le membre inférieur droit après avoir ressenti une douleur subite dans le dos. La sensibilité n'était pas altérée dans ce membre, mais du côté gauche, où les mouvements volontaires étaient conservés, la sensibilité était complètement perdue du thorax jusqu'au pied. A l'autopsie, le cerveau et les membranes étaient dans leur état normal ; une hémorrhagie s'était faite dans la moelle épinière, occupait la moitié droite de la substance grise et avait détruit ainsi ses cornes, et une partie du faisceau antérieur droit dans la région dorsale.

Un autre fait relaté par M. W. Müller est une pleine confirmation de ces symptômes. Une femme âgée de 21 ans reçut un coup de couteau au niveau de la quatrième vertèbre dorsale ; l'autopsie démontra que la moitié latérale

1. Mémoire de la Société de biologie, 853.
2. Bulletin de la Société anatomique, n° XVIII.

gauche de la moelle épinière avait été divisée complètement
à 2 millimètres au-dessus de la troisième paire des nerfs dor-
saux. Le jour même où cette femme fut ainsi blessée, le
membre inférieur gauche présentait une paralysie complète
du mouvement et une exagération de la sensibilité, le membre inférieur droit était anesthésié.

Ce qui nous frappe dans notre observation, c'est l'instantanéité de l'attaque, se caractérisant par une paralysie
subite et complète d'emblée chez un homme en bonne
santé, et n'ayant présenté même quelques instants auparavant, aucun prodrome qui ait pu éveiller son attention.
Pendant les premiers jours qui ont suivi le début, on constate une absence complète de phénomènes généraux, de
douleurs, de fièvre, et n'eussent été les troubles paralytiques, le malade eût pu se croire dans son état normal.

Malgré la netteté de ces symptômes du début, le diagnostic de la lésion présente une grande difficulté. Cependant
en présence de cette hémiparaplégie immédiate ressemblant
absolument à l'hémiplégie dans un cas d'hémorrhagie cérébrale, débutant sans fièvre, sans douleurs, et cet état apyrétique se maintenant pendant les premières heures qui sui-
vent, on ne peut penser, selon nous, qu'à une hémorrhagie
intra-rachidienne, ou à une attaque d'ischémie médullaire
suivie du ramollissement nécobiotique du parenchyme.

On a observé, il est vrai, dans la myélite centrale suraiguë (apoplectiforme de Hayem) une paraplégie à marche
très-rapide, à début presque subit. Mais dans toutes les observations rapportées par les auteurs, nous ne retrouvons
aucun mode de début analogue à celui de l'observation qui
nous occupe. Toujours en effet, les malades ont ressenti de

la courbature, des engourdissements, des irradiations douloureuses dans les membres ou les parois du tronc, les
symptômes paralytiques se succédaient, et n'étaient com-
plets qu'au bout d'un certain temps, enfin le plus souvent
on constatait un malaise général accompagné d'une fièvre
plus ou moins intense. Rien de pareil dans le cas que nous
relatons. Et d'autre part, il nous semble difficile d'admettre une altération suraiguë de la moelle, se localisant d'une
façon aussi nette, aussi absolue dans une moitié de l'organe,
et n'envahissant pas peu à peu les parties voisines.

En effet le seul cas d'hémiparaplégie, cité par Leyden (1)
et occasionné par une myélite, est bien différent du nôtre.
Il s'agit d'une paralysie survenant d'abord dans un membre
et résultant de la prédominance de la lésion, sur la moitié
correspondante de la moelle, puis s'étendant peu à peu à
l'autre membre au fur et à mesure que l'inflammation en-
vahissait l'autre moitié de la substance médullaire.

Quant au ramollissement nécrobiotique par ischémie, il
est très rare, on cite deux cas dans la science d'oblitération
artérielle par embolie des artères spinales chez les individus
atteints d'endocardite ulcéreuse (Leyden). D'autre part le
ramollissement ischémique produit par des lésions scléro-
arthéromateuses des parois des vaisseaux de la moelle
n'existe que chez les vieillards, et dans tous les cas il n'a-
mènerait que peu à peu des symptômes paralytiques comme
cela a lieu dans le ramollissement cérébral.

Ces différentes affections ainsi éliminées il ne nous reste
plus que l'hémorrhagie intra-médullaire, et nous n'avons

____

1. Leyden. *Loco citato.*

Boppe   3

plus qu'à nous prononcer entre l'hématorachis et l'hématomyélie ; or, l'unilatéralité de la lésion, l'abolition de la sensibilité, et l'exagération de la réflectivité dans les parties atteintes, différencient complètement les deux maladies, et permettent de poser le diagnostic d'hématomyélie.

Si nous étudions comparativement le début et la marche de l'hémorrhagie cérébrale, nous constatons une analogie frappante. Début apoplectique sans prodromes, puis une fois les symptômes dus à la lésion limitée du cerveau bien dégagés, trois, quatre ou cinq jours se passent dans le *statu quo,* puis vers la fin du premier septenaire, du sixième au huitième jour environ, survient une nouvelle phase, celle de l'encéphalite détersive et réparatrice. La fièvre qui avait manqué jusqu'alors s'allume à ce moment là ; il y a de l'agitation, du délire, des secousses involontaires, des contractures etc. puis peu à peu ces phénomènes s'amendent, et si le malade a été assez heureux pour traverser ces écueils sain et sauf, il arrive à une période d'amélioration plus ou moins marquée.

N'est-ce pas là le tableau clinique résumé de notre observation ? Seul le terme d'encéphalite péri-hémorrhagique doit être remplacé par celui de myélite péri-hémorrhagique et nous avons l'explication de la fièvre qui survient chez notre malade huit jours après le début, des symptômes généraux graves qui l'accompagnent, et qui laissent après leur terminaison les parties atteintes dans le même état qu'auparavant.

Le même raisonnement ne s'applique-t-il pas avec la même exactitude aux autres observations, et la myélite en-

vironnant le foyer, vue par MM. Charcot et Hayem, n'est-
elle pas l'effet plutôt que la cause de l'hémorrhagie ?

Si nous interrogeons les cas relatés dans la science nous
en trouvons quelques-uns qui viennent confirmer l'analogie
entre les deux sortes d'hémorrhagie, et en première ligne
nous signalerons ceux de Jaccoud et de Sacchéo où l'hémorrhagie rachidienne s'est accompagnée d'hémorrhagie cérébrale.

OBSERVATION II

(Jaccoud. Des paraplégies et de l'ataxie du mouvement) page 257.
Hématomyélie (*in extenso*).

Une femme de 62 ans entre en 1862 à l'hôpital de la
Pitié avec une paraplégie complète, les muscles abdominaux
n'étaient pas paralysés, mais il y avait incontinence de l'u-
rine et des matières fécales. Ces accidents ne remontent
qu'à quatre jours, et sur l'assurance réitérée des parents
que tous ces phénomènes étaient apparus subitement sans
aucun symptôme antérieur, je rejetai l'idée d'un ramollissement qui s'était d'abord présentée à mon esprit, et je dia-
gnostiquai une hémorrhagie dans le renflement crural de
la moelle. Les choses restèrent dans le même état pendant
cinq jours sans progression de la paralysie. Le sixième jour
au matin (le dixième à partir du début), cette femme est
trouvée morte dans son lit. Aucune plainte, aucun mouvement n'avaient appelé l'attention de ses voisines.

Lésions anatomiques. — Je trouve un foyer hémorrhagique dans le segment lombaire de l'axe rachidien. Les parois étaient ramollies, imbibées de sérosité ; déjà les éléments du caillot commençaient à se dissocier. Le foyer occupait la substance grise dans sa totalité. Il remontait en haut jusqu'aux premières racines du plexus lombaire, et par en bas il atteignait presque l'extrémité inférieure de l'organe. Les méninges étaient assez fortement injectées à ce niveau. Le diagnostic était vérifié, les rapports de cette hématomyélie limitée avec la paraplégie apparaissaient avec une entière évidence. Poursuivant mes recherches pour découvrir la cause de la mort inopinée de la malade, j'ai trouvé dans l'encéphale et la moelle allongée les plus effroyables désordres que puisse produire une hémorrhagie.

Le ventricule latéral gauche était totalement rempli de sang, le pédoncule cérébral du même côté était occupé par un caillot si considérable que le tissu nerveux avait cédé sur la face inférieure, la protubérance était littéralement disséquée et détruite, la coque blanche était seule intacte ; le caillot qui en occupait l'intérieur se continuait du côté gauche avec celui du pédoncule ; enfin l'hémorrhagie occupait encore la totalité de la substance centrale du bulbe, et descendait jusque vers les origines du troisième ou du quatrième nerf cervical. L'aspect du sang et les rapports de continuité des caillots montraient que cette épouvantable hémorrhagie s'était produite en une seule fois ; la malade avait été foudroyée.

Observation III

(Saccheo *Revue Médicale* 1830 tome III page 265. *Repertorio del Piemonte*).

Il s'agit d'une femme de 27 ans, qui, le 18 février, à la suite d'une longue promenade, fut prise de paralysie du côté droit du corps avec incontinence d'urine et de matières fécales, et qui, le 7 mars, a une nouvelle attaque à laquelle elle succombe.

Lésions anatomiques. — Moelle saine depuis sa terminaison jusqu'à sa portion cervicale, offrant en ce point une injection marquée. On voit au-dessous du bulbe un petit caillot de sang noir de la grosseur d'un pois. La substance médullaire a conservé sa consistance et sa couleur normale. Dans la partie moyenne de l'hémisphère gauche, épanchement sanguin du volume d'une noix. Autour du foyer la substance cérébrale était ramollie, formant une espèce de bouillie de couleur rose qui occupait à peu près la moitié de l'hémisphère.

A côté de ces trois observations qui montrent d'une part (observation I), la ressemblance clinique des deux sortes d'hémorrhagie et d'autre part (observation II et III), leur coexistence chez le même individu, nous en citerons une quatrième que nous résumerons en quelques mots.

Observation IV

(Cruveilhier. *Atlas d'anatomie pathologique*, IIIe livraison).

Douleur subite dans la région cervicale avec gêne dans les mouvements du côté gauche. Disparition de cet état après trois mois; cinq ans plus tard douleurs analogues ac· compagnées de paralysie des quatre membres avec hypéres- thésie passagère. Plus tard la sensibilité est complètement abolie comme la motilité, mort le quarantième jour. On trouve un ancien foyer apoplectique dans la moitié gauche de la moelle et un épanchement de sang récent dans le cen- tre de cet organe.

L'observation de Cruveilhier nous semble remarquable à plusieurs égards : l'apoplexie limitée à une moitié de la moelle ne donna lieu qu'à une hémiplégie, le malade gué- rit après trois mois de traitement, et cinq ans plus tard il fut emporté par une nouvelle hémorrhagie après quarante jours de maladie. L'autopsie montra la cicatrisation de l'ancien foyer hémorrhagique et sa délimitation à une moitié de la moelle. Elle démontre en outre que le foyer de l'hémorrha- gie rachidienne est tout comme celui de l'hémorrhagie céré- brale, susceptible de réparation, et que la tendance aux récidives si fréquente, après cette dernière affection, peut aussi se rencontrer après la première.

Une autre cause d'hémorrhagie cérébrale, la dégénéres- cence des petites artères, existe tout aussi bien dans la moelle que dans le cerveau M. Liouville (1) a montré la présence de ces dilatations anévrysmatiques qui sont certainement les mêmes que celles que l'on voit sur les artérioles de l'encéphale, et qui ont été décrites par MM. Charcot et Bouchard.

Enfin certains efforts figurent parmi les principales causes occasionnelles de l'hémorrhagie cérébrale, il semble en être de même pour la moelle.

La pathologie vétérinaire peut fournir une preuve à l'appui de cette proposition et il est intéressant de rapprocher ce qu'on observe chez les animaux des phénomènes que nous avons passés en revue. Dans un mémoire sur les maladies de la moelle épinière chez le cheval, Bouley (2) attire l'attention sur une forme de paraplégie consécutive à une altération de la moelle et indépendante d'une lésion traumatique du canal rachidien. Cette paralysie du train postérieur se manifeste d'une façon foudroyante sans intéresser tout d'abord et en aucune façon, le reste de l'organe.

L'observation de M. Trasbot en est un exemple des plus remarquables.

Observation V

(Recueil de médecine vétérinaire, mars 70) (résumée).

Un cheval entier, de race commune, âgé de 6 ans, par suite d'une maladie du charretier qui le conduisait habituelle-

1. Liouville. *Loco citato.*
2. Bouley. *Recueil de médecine vétérinaire*, 1830.

ment était resté à l'écurie plusieurs jours, quand il fut attelé à une voiture vide. A peine, a-t-il fait quelques pas qu'il est pris de tremblement, et quelques instants après, il tombe lourdement sur le sol et ne peut plus se relever. Un vétérinaire pratique une saignée de quatre litres, aux saphènes. Le lendemain il est conduit à l'école d'Alfort.

Les membres postérieurs sont absolument privés de sensibilité et de mouvement, c'est seulement au niveau de la région dorsale que la sensibilité réapparaît. Six jours après l'animal meurt.

Autopsie, sept à huit heures après la mort. — Les enveloppes de la moelle depuis le renflement lombaire jusqu'en bas, sont rouges et leurs vaisseaux fortement injectés. Dans la cavité de l'arachnoïde, beaucoup de liquide roussâtre séreux, forte congestion de la moelle qui est augmentée de volume et présente à l'intérieur une couleur rosée. La congestion de la moelle est surtout forte à la partie inférieure dans la substance blanche, dans le voisinage et dans l'épaisseur des cornes. Dans la portion la plus large du renflement lombaire, et dans une étendue de 3 à 5 millimètres, la congestion est accompagnée d'une hémorrhagie interstitielle qui a formé dans la substance grise une cavité de 5 cent. de millimètre remplie d'une bouillie rougeâtre, liquide, formée de sang et de substance nerveuse déchirée. Autour de cette cavité, la substance médullaire est fortement injectée, ramollie et réduite en bouillie jusqu'à l'émergence des racines sensitives.

L'examen microscopique démontre la présence de nombreux globules sanguins intacts et des fragments de fibres nerveuses.

Cette observation nous semble concluante ; on trouve une hémorrhagie encore fraîche datant de 5 jours. Elle a creusé une petite cavité, mais s'est infiltrée plus au loin, s'accompagnant d'une très forte congestion et il est probable que si la vie avait persisté plus longtemps, il y aurait eu une violente réaction inflammatoire avec ramollissement, ce qui est bien en rapport avec les faits recueillis sur l'homme.

Il nous reste à signaler deux autres faits observés plus récemment et rapportés avec soin.

En premier lieu nous citerons l'observation de Goldtammer (1) : une jeune fille de 15 ans et demi, non encore menstruée, sans hérédité particulière et d'une bonne santé antérieure, était assise tranquillement un jour sur une chaise quand elle éprouva subitement entre les deux épaules une douleur si violente qu'elle pousse un cri. La douleur se répand rapidement dans le bras droit, puis dans le gauche en même temps qu'apparaît une douleur en ceinture à la base de la poitrine. Elle tombe de sa chaise et remarque aussitôt la paralysie de sa jambe droite ; une demi heure à peine s'était écoulée que sa jambe gauche était aussi paralysée. On la porte à l'hôpital deux heures après l'accident. Elle présente alors une paraplégie complète des extrémités inférieures ainsi que des muscles du dos et de l'abdomen, une anesthésie absolue remontant exactement des deux côtés jusqu'aux mamelons, et en arrière jusqu'à la quatrième dorsale. Le mouvement et la sensibilité sont intacts au-dessus de cette ligne. Les douleurs disparaissent rapidement. Les mouvements réflexes sont conservés ainsi que l'exci-

1. Revue des sciences médicales VIII.

tabilité musculaire dans les extrémités inférieures ; la vessie est paralysée, l'urine est normale.

Après quatre mois, les réflexes sont exagérés et il y a des secousses involontaires dans les extrémités inférieures, puis des contractures dans les muscles paralysés qui se mettent d'abord dans l'extension, puis définitivement dans la flexion. Il y a amaigrissement progressif des cuisses et des jambes.

Surviennent plusieurs atteintes de cystite purulente, puis des eschares et la malade succombe un an après le début.

A l'autopsie on découvre un foyer hémorrhagique au niveau de la deuxième dorsale. La moelle est saine au-dessus du foyer, sauf une lésion descendante dans les cordons latéraux, à laquelle étaient dus les phénomènes de contracture de la deuxième période et une sclérose ascendante des cordons de Gall, jusqu'au *calamus scriptorius*.

Voici maintenant le fait d'Eichhorst (1) :

Une jeune fille de 28 ans, douze heures après l'arrêt des menstrues d'ailleurs régulières, éprouve une sensation toute spéciale à la peau depuis l'ombilic jusqu'aux orteils, prurit léger avec picotement qui dura toute la journée. En même temps diminution des forces dans les membres inférieurs, impossibilité d'uriner malgré un pressant besoin. Le soir, paralysie progressive des membres inférieurs avec secousses convulsives par accès répétés. Le lendemain, toute la partie inférieure du corps est comme morte pour la malade ; la sensation de picotement s'étend

1. *Revue des sciences médicales*, IX, 160.

jusqu'à la moitié gauche du tronc et au membre supérieur gauche.

Les jours suivants, la paralysie motrice et l'anesthésie cutanée font des progrès. La fièvre apparaît, s'élève à 40° et la malade succombe dans le coma, avec irrégularité de la respiration le cinquième jour de la maladie. A l'autopsie, foyers de ramollissement et d'hémorrhagie ; l'examen microscopique démontre au yeux de l'auteur que l'apoplexie capillaire était primitive.

Les vaisseaux en effet sont le siège d'altérations remarquables. Très larges, remplis de globules sanguins ils présentent sur leur trajet d'innombrables dilatations sacciformes ou fusiformes. En certains points, ils sont rompus sur le côté, de sorte que les globules sanguins ont pénétré dans la gaîne de Robin. Enfin celle-ci, cédant à son tour, le sang a fait irruption dans le tissu nerveux.

D'un autre côté les éléments nerveux dans les foyers récents, ne présentent pas les caractères de l'inflammation, ni granulations graisseuses, ni prolifération cellulaire. En quelques points, au niveau des foyers anciens, on constate une dégénérescence graisseuse des parois vasculaires. Là aussi existe une inflammation secondaire des éléments nerveux.

CHAPITRE II

Nous adopterons pour l'étude de l'étiologie des hémorrhagies primitives spontanées dans la substance propre de la moelle, la division proposée par Leyden et qui est à peu près la même que celle qui a été adoptée par les auteurs classiques pour l'étude des causes de l'hémorrhagie cérébrale : ·

1° Hémorrhagies spontanées de la moelle chez des personnes âgées, avec hémorrhagies cérébrales concomitantes ou avec dégénérescence manifeste des vaisseaux.

2° Hémorrhagies spontanées dues à de violents efforts musculaires ou à des fatigues exagérées.

3° Hémorrhagies causées par fluxion sanguine, particulièrement par suppression des règles ou du flux hémorrhoïdal.

Au premier groupe appartiennent les cas de Hulin (homme de 70 ans), de Jaccoud (femme de 62 ans), de Bourneville (femme de 58 ans), de Critchett et Curling (arthritique de 44 ans), de Gorsse (homme de 68 ans, à artères athéromateuses), et enfin celui de Liouville.

Ces observations recueillies chez des malades ayant dépassé l'âge de 40 ans, et prédisposés par cela même aux hémorrhagies, prouvent la grande analogie qui existe entre l'apoplexie spinale et l'apoplexie cérébrale au point de vue étiologique.

Dans la catégorie des apoplexies dues à de violents efforts musculaires ou à des fatigues exagérées, rentrent les cas de Monod, de Levier, Colin, celui que nous relatons dans l'observation (1), et enfin les nombreuses observations prises sur les chevaux et en particulier ceux de Steeple.

Au troisième groupe des apoplexies de la moelle par suppression d'un flux sanguin, se rattachent les paraplégies subites consécutives à la suppression des menstrues et dues à des hémorrhagies médullaires, qui se trouvent relatées dans le Traité d'Olliviers d'Angers, le cas de Moynier et celui de Levier qui est un des plus probants que nous connaissions.

Il reste encore un certain nombre de faits pour lesquels les causes étudiées ci-dessus ne peuvent être invoquées. C'est grâce à leur début et à leurs symptômes cliniques qu'ils ont été rapportés comme cas d'hématomyélie ; mais en raison des nombreuses lacunes de leur description, ils perdent de leur valeur, et peuvent rentrer dans le groupe des hémorrhagies consécutives à un ramollissement inflammatoire, qui, diminuant la consistance du tissu, devient une cause prédisposante de rupture vasculaire. Ils constituent la variété d'affection à laquelle Hayem donne le nom d'hématomyélite et sortent ainsi des limites du cadre que nous avons tracé.

Ajoutons qu'on a aussi invoqué comme cause d'hémorrhagie, le refroidissement, la masturbation, les excès vénériens.

1. Critchett et Curling. *Transact. of the pathologie. Soc. of London*, t. II, sect. III-IV, 1848, p. 28.

Les hémorrhagies dans le parenchyme médullaire doivent être considérées :

1° Au point de vue de leur forme, leur dimension, leur multiplicité ;

2° De leur siège ;

3° Des altérations du parenchyme consécutives à l'épanchement.

L'hémorrhagie peut se présenter en foyer ou à l'état d'infiltration. Dans ce dernier cas on doit de préférence la considérer comme l'indice d'un ramollissement inflammatoire ou d'une myélite plutôt que comme constituant une hémorrhagie proprement dite.

Le foyer est constitué par une cavité dans laquelle le sang s'accumule après avoir déchiré, au moins en partie, la substance nerveuse. Il se comporte absolument comme le foyer hémorrhagique de l'apoplexie cérébrale. Ces foyers offrent un volume variable, mais en raison du faible diamètre de la moelle, ils occupent toujours un espace plus ou moins restreint et variant depuis la grosseur d'un petit pois à celle d'un haricot ou d'une noisette qui est la dimension maxima. Mais en revanche ils s'étendent en hauteur, il en est qui vont du bulbe à l'extrémité terminale de l'organe.

Les foyers offrent des formes diverses qui cependant se ramènent à deux principales : la forme sphérique ou ovaaire (Cruvelhier) ou bien la forme en tube (Levier). Cette dernière est la plus fréquente dans la variété d'hémorrhagie qui nous occupe. Nous avons vu, en effet (chapitre II) que c'était toujours dans la substance grise que se faisait l'épanchement en raison du peu de consistance de cette partie de l'organe et de sa très grande richesse en vaisseaux. Cette remarque d'anatomie pathologique montre la différence qui existe entre l'hématomyélie et l'hématomyélite, car si le parenchyme médullaire éprouvait quelque altération dans sa texture et sa consistance par suite d'un ramollissement inflammatoire ou d'une myélite, la substance blanche n'opposerait plus à la pression du sang épanché la résistance qu'elle offre à l'état sain, et l'épanchement faisant irruption à la fois dans les deux tissus de l'organe, se creuserait un foyer sphérique ou ovalaire.

C'est la corne antérieure qui est la partie de la substance grise le plus souvent atteinte, et la propagation à la corne du côté opposé, quand l'épanchement est un peu abondant, se fait par la commissure.

Le caillot est cruorique si la mort survient rapidement après le début (observation de Trasbot) tout comme dans l'hémorrhagie cérébrale récente ; les parois de la cavité sont formées de lambeaux ramollis et infiltrés de sang, le pourtour est le siège d'une infiltration sanguine ; plus loin il y a une imbibition rosée ; la consistance des parties est à peu près normale.

Quand l'individu succombe au bout de quelque temps seulement, le caillot est dur, rétracté, les parois sont déchiquetées et colorées en jaune ou en rouge ecchymotique.

Les foyers anciens forment des cicatrices dures, creuses,

celluleuses ou fibreuses ; quelquefois on trouve un kyste à la place du foyer hémorrhagique.

La région cervicale est plus souvent atteinte avec la partie supérieure de la région dorsale ; les régions dorsales, inférieures et lombaires, le sont bien moins souvent.

Quand la mort survient après que l'inflammation péri-hémorrhagique a eu le temps de se développer, on constate autour du foyer un degré de myélite, dont M. le professeur Charcot trace comme il suit les caractères histologiques :

« Les vaisseaux capillaires présentent de distance en distance des dilatations moniliformes ; leurs parois sont chargées de noyaux. Des cylindres d'axe volumineux se montrent dépouillés de myéline, les éléments cellulaires de la névroglie sont multipliés, son réticulum est épaissi. Dans les cordons blancs du voisinage, les tubes nerveux ont des filaments axiles énormes, le réticulum qui enveloppe les tubes est épaissi. Enfin les cellules multipolaires de la substance grise deviennent colossales, globuleuses, bosselées. Les prolongements sont épaissis et tortueux ; ce gonflement s'accompagne d'un état trouble de la cellule, mais le noyau et le nucléole bien que moins visibles ne semblent pas altérés. »

Les méninges prennent presque toujours part au processus inflammatoire, on y remarque une violente hypérémie au niveau du foyer, et on trouve souvent de petites taches ecchymotiques sur la pie-mère. Il est rare de voir survenir une méningite fibrineuse ; cependant dans certains cas on a observé une méningite purulente.

Les altérations des troncs nerveux ou des muscles, consécutives à l'hémorrhagie, sont encore peu connues aujourd'hui. Cruveilhier a observé une infiltration séreuse autour de la queue de cheval ; Levier a vu une dégénération secondaire des troncs nerveux provenant de la partie malade de la moelle. Dans l'observation de Trasbot (hémorrhagie chez le cheval) il est fait mention d'une infiltration sanguine le long des racines spinales. Enfin Liouville a constaté une profonde altération des fibres musculaires.

En outre, nous avons vu précédemment que l'hémorrhagie pouvait s'accompagner de lésions concomitantes du système nerveux, telles que ramollissement du bulbe (Grisolle), hémorrhagie cérébrale (Jaccoud, Saccheo) des tubercules etc.

SYMPTOMATOLOGIE

Début. — Le caractère essentiel du début c'est l'instantanéité. Un homme bien portant quelques minutes auparavant tombe frappé soudain de paralysie, cette dernière est le plus souvent complète d'emblée et assez brusque pour causer la chute du malade. Cependant si l'épanchement se fait lentement et progressivement, il se peut qu'elle mette quelque temps à se compléter.

L'intelligence reste le plus souvent intacte, mais l'ictus apoplectique peut être tellement violent qu'il se fait une perte de connaissance de quelques instants, sans qu'on ait besoin toutefois pour l'expliquer, d'invoquer une complication cérébrale. L'apoplexie peut survenir pendant le sommeil, et à son réveil le malade s'aperçoit de sa paralysie. Enfin dans quelques cas rares, il est vrai, la mort a suivi l'attaque.

Ces symptômes du début s'accompagnent toujours de fatigue, de fourmillement, d'engourdissement des membres inférieurs. On a noté aussi des douleurs le long du rachis, et en particulier au niveau des apophyses épineuses des vertèbres voisines du siége de l'hémorrhagie, douleurs spontanées qui s'exagèrent par la pression.

Immédiatement après, on constate les signes manifestes d'une lésion spinale ; ces signes, au point de vue de leur siége, de leur gravité et de leur étendue varient avec les différentes variétés d'hémorrhagie dont nous avons précédemment étudié l'anatomie pathologique.

L'hémorrhagie peut se faire à la région lombo-dorsale, c'est-à-dire au-dessous de la sixième vertèbre dorsale ; dans la région cervico-dorsale, c'est-à-dire entre la sixième dorsale et la cinquième cervicale, et enfin à la région cervicale. Nous décrivons spécialement les symptômes qui se rapportent à l'épanchement sanguin dans la région lombo-dorsale, nous contentant de signaler les quelques symptômes qui s'ajoutent aux premiers, dans les cas d'hémorrhagie dans les deux autres régions.

Si le foyer hémorrhagique est suffisant pour détruire la substance grise dans toute l'étendue d'une section transversale de la moelle, et pour comprimer les cordons antéro-latéraux, la paraplégie sera complète. Le plus souvent il n'en est pas ainsi, une partie seulement de l'organe est intéressée, et alors, il y a prédominance de la paralysie sur le membre correspondant à la partie de moelle atteinte. Mais quand bien même la motilité volontaire est anéantie, que les membres sont dans la résolution, et la flaccidité la plus complète, on y constate des secousses, des crampes plus ou moins douloureuses et passagères. Ces phénomènes de contracture, ces spasmes douloureux que l'on observe un certain temps après le début de la maladie, sont l'indice de l'exagération de l'action réflexe. L'action spinale, qui préside seule à la motilité réflexe, subsiste encore en effet, au-dessous du foyer ; elle est même accrue par l'irritation inflammatoire, que la présence du sang épanché et que la rupture de la continuité de la substance grise, font naître dans ce centre nerveux, et par la suppression de l'action modératrice du cerveau. Aussi voit-on le moindre contact produire le soulèvement spontané des membres paralysés, ainsi que des contractures violentes, parfois très douloureuses, durant plusieurs minutes.

En même temps que ceux des membres inférieurs, les muscles de l'abdomen sont paralysés, ce qui rend tout effort impossible.

Si l'hémorrhagie s'est effectuée dans la région cervico-dorsale la paralysie atteint les membres supérieurs et remonte plus ou moins haut sur les parties latérales du tronc. La paralysie peut apparaître d'abord dans les membres thoraciques, puis dans les membres abdominaux ou réciproquement ; elle peut être plus prononcée, plus étendue dans les uns que dans les autres ; on a cherché à l'expliquer en admettant que les fibres qui transmettent le mouvement dans ses deux sortes de membres ne sont pas situées sur un même plan, et qu'alors ces faisceaux de fibres peuvent n'être pas atteints simultanément, ou être atteints à des degrés différents. On peut encore observer dans ce cas des troubles oculo-pupillaires.

En effet, Ogle a trouvé les pupilles rétrécies dans un cas d'hémorrhagie de la moelle qui siégeait entre la cinquième et la sixième vertèbre dorsale. Dans une autre observation où l'hémorrhagie occupait la portion cervicale, les deux pupilles étaient dilatées.

Si la lésion siège à la partie cervicale de la moelle, outre les phénomènes paralytiques déjà signalés, viendront s'ajouter des troubles de la parole, de la gêne de la déglutition, une dyspnée violente qui peut amener la mort par asphyxie.

Le plus souvent les parties atteintes de paralysie motrice ont perdu leur sensibilité, mais dans les cas d'épanchement sanguin dans une moitié latérale de la moelle, la lésion se complique, et au lieu d'une paraplégie simple, il se fait une hémiparaplégie avec anesthésie croisée comme nous l'avons vu dans l'observation I. L'interprétation de ce symptôme est facile si l'on admet comme vraie la direction assignée par Brown-Séquard, aux fibres motrices et aux fibres sensitives de la moelle. Les premières, suivant lui, ont un trajet direct dans toute la longueur de l'organe, les secondes subissent un entrecroisement complet.

L'état de l'excitabilité électro-musculaire est peu connu, on ne le trouve pas mentionné dans les observations anciennes, et d'après les plus récentes, la contractilité électrique suit la marche de l'abolition de la motilité et des mouvements réflexes.

L'hyperesthésie cutanée constatée dans le cas de lésion unilatérale de la moelle a été diversement expliquée par les auteurs. Suivant Schiff elle peut être rapportée seulement à l'irritation produite par la lésion ; Brown-Séquard invoque en outre la dilatation paralytique des vaisseaux de la moitié coupée de la moelle en arrière de la lésion.

Troubles de la miction. — Dans les hémorrhagies qui interrompent la continuité de la moelle dans la région dorsale à une certaine distance du renflement lombaire, la paraplégie s'accompagne de troubles importants dans la miction. Il se fait d'abord rétention d'urine au début, puis survient l'incontinence. La suppression de l'action spinale amène une paralysie de la tunique musculaire du réservoir, et la perte de la sensibilité spéciale de la muqueuse ; d'autre part la paralysie des muscles de l'abdomen rend tout effort d'expulsion impossible. De là, rétention d'urine qui provoque l'irritation des parois. Il se fait une exsudation de produits fournis par l'épithélium altéré, produits qui se mélangent à l'urine, et la rendent ammoniacale et purulente.

Quelquefois cependant outre la stagnation de l'urine dans la vessie et l'irritation de ses parois, il est une autre cause qui explique l'alcalinité des urines, c'est une perturbation de la sécrétion rénale en rapport avec la lésion médullaire. En effet Smith fit des injections d'eau tiède dans la vessie jusqu'à ce que le liquide sortant n'offrît plus de matière alcaline. Evacuant l'urine par le cathétérisme, vingt à trente minutes plus tard, il la trouvait de nouveau alcaline (1).

En même temps que les troubles de la miction sur-

1. Jaccoud (des paraplégies).

viennent les troubles de la défécation, se traduisant tantôt par une constipation opiniâtre, tantôt par une incontinence de matières fécales. Dans le premier cas, la rétention des féces résulte d'une part de l'affaiblissement plus ou moins marqué de la tunique musculaire de l'intestin, et d'autre part de la paralysie des muscles abdominaux qui ne peuvent plus comprimer le contenu de l'abdomen. Dans le cas d'incontinence des matières, le malade ne peut plus les contenir à cause de la paralysie des sphincters du rectum. S'il y a insensibilité de la muqueuse rectale, il y a non seulement défécation involontaire, mais encore abolition de cette sensation.

Ces différents phénomènes s'accompagnent dans la majorité des cas de troubles vaso-moteurs. La température a été trouvée plus élevée (cas de Colin, de Levier) dans les parties paralysées que dans les parties saines. Son élévation peut être rapportée vraisemblablement à une paralysie des vaso-moteurs. Dans quelques cas on a noté aussi un œdème plus ou moins considérable.

Vulpian l'attribue à l'affaiblissement de l'activité tonique des nerfs vaso-constricteurs et à l'inertie des muscles : « Les artérioles étant paralysées et par conséquent dilatées, dit-il, les capillaires se remplissent davantage, et la vis à tergo qui pousse le sang dans les veines, diminue ; il y a donc une stase relative du sang veineux, et une légère élévation de la pression sanguine dans les capillaires ; la paralysie des muscles favorise encore la stase du sang veineux en supprimant une des causes qui contribuent le plus activement à la faire circuler. »

A ce même ordre de phénomènes se rattachent les observations d'éruption sur les jambes paralysées et d'augmentation de la sécrétion sudorale.

On a signalé aussi quelques cas de priapismes survenant principalement à la suite d'épanchement dans la moelle cervicale.

Troubles trophiques. — Ils surviennent en général rapidement, et sont d'autant plus prompts à se manifester, et d'autant plus accusés que la désorganisation du parenchyme médullaire est plus étendue. Ils consistent en eschares siégeant le plus souvent au sacrum, aux grands trochanters, aux talons. Ces eschares s'annoncent par l'apparition de plaques rouges plus ou moins foncées, qui se recouvrent bientôt de phlyctènes remplies de sérosité noirâtre.

L'épiderme se rompt et laisse à découvert une ulcération de mauvais aspect. D'autres fois il se produit une tache livide au milieu de la plaque érythémateuse, et l'ulcération se fait par l'élimination de la portion grangrénée. Ces eschares gagnent rapidement en profondeur et en surface.

Brown-Séquard a vu constamment après les hémisections expérimentales de la moelle, l'eschare se montrer du côté opposé à la lésion, le même fait a été observé chez l'homme dans le cas d'hémiparaplégie. De sorte que pour expliquer sa production on ne peut pas invoquer seulement l'anesthésie des parties et l'excès de pression qui peut en résulter, mais il faut admettre surtout la paralysie vaso-motrice, et l'affaiblissement de l'influence trophique que les centres nerveux semblent exercer sur tous les tissus.

MARCHE ET DURÉE

La marche et la durée de l'affection sont en rapport avec le siège de l'épanchement et les dimensions du foyer. Ainsi à la région cervicale, la mort peut survenir rapidement par asphyxie, d'autres fois des eschares aiguës amènent en quelques jours la terminaison fatale. D'autres fois la maladie peut se prolonger pendant plusieurs mois ; la mort est alors le résultat d'une complication du côté de l'appareil urinaire, de la fièvre hectique produite par l'eschare, d'une nouvelle hémorrhagie, ou même d'une maladie intercurrente.

Cependant l'hémorrhagie n'est pas toujours mortelle. En effet si le foyer est peu considérable, si la myélite périhémorrhagique reste limitée, la terminaison peut être heureuse comme celle de l'hémorrhagie cérébrale. C'est-à-dire que les petits foyers peuvent se résorber et guérir intégralement, ou bien ne laisser que des paralysies partielles. Tel est le cas du malade observé par Cruveilher, et qui eut deux attaques avant de succomber à une troisième, et où l'autopsie montra des foyers d'âges différents.

DIAGNOSTIC ET PRONOSTIC

Le diagnostic offre les plus grandes difficultés. En présence d'une paraplégie subite, complète d'emblée survenant sans fièvre chez un individu tout à fait bien portant, on doit penser qu'il s'est fait ou une hémorrhagie intra-médullaire ou qu'il s'est produit une attaque d'ischémie avec ramollissement nécrobiotique de la moelle. Or cette dernière affection est très rare, et nous avons vu précédemment dans quelles conditions elle pouvait se produire.

Il est une autre affection à début rapide qui augmente singulièrement encore la difficulté du diagnostic. C'est la myélite centrale, le ramollissement inflammatoire suraigu de la moelle. Cependant l'absence absolue de malaise, de prodrome, et de fièvre et le début soudain, permettent d'éliminer le ramollissement inflammatoire, pour songer à une hémorrhagie intra-rachidienne.

Quant à la variété d'hémorrhagie rachidienne il reste à décider entre l'hématomyélie et l'hématorachis. La diminution considérable ou même l'abolition de la sensibilité, avec conservation plus ou moins complète ou même exagération de la réflectivité, l'absence de phénomènes spasmodiques au début, dans le cas d'hématomyélie servent à différencier les hémorrhagies intra-médullaires des hémorrhagies extra-médullaires.

Au diagnostic se rattache encore une question importante. Y a-t-il au point de vue clinique une différence bien marquée de symptômes qui puisse permettre de différencier l'hémorrhagie spontanée proprement dite, de l'hémorrhagie consécutive à un ramollissement de la moelle ? Nous le pensons ; dans le premier cas, en effet, on admet sans peine un début soudain sans prodromes ; tandis qu'il est difficile de concevoir pour le second, comment il pourra se faire dans un organe aussi délicat aussi sensible que la moelle, un travail d'inflammation, même aussi lent qu'on voudra l'imaginer, sans qu'il se traduise par des troubles de la sensibilité ou de la motilité. Ces troubles pourront être légers, mais dans tous les cas ils constitueront des prodromes, qui précéderont l'attaque de quelques jours, et éveilleront l'attention du malade ou du médecin.

La marche de la maladie fournit de précieuses indications pour le diagnostic et le pronostic. Quand durant les premiers jours la paralysie rétrocède promptement, en partie du moins, c'est pour le pronostic un élément des plus favorables.

Au contraire, si les douleurs sont peu vives, si les autres symptômes méningés font défaut, si la paralysie sensitive ou motrice reste stationnaire ou va en augmentant, il n'y aura plus de doute, le parenchyme de la moelle aura été atteint, et le pronostic reste sombre.

TRAITEMENT

La première indication au moment de l'attaque chez les personnes vigoureuses, c'est la saignée, ou l'emploi des irritants sur la peau.

Dès que le diagnostic de l'hémorrhagie est établi, et que son siège est assez limité, on institue un traitement local : vessies de glace sur la colonne vertébrale et principalement au niveau du siège de la lésion.

Saignées locales à l'aide de ventouses, de sangsues surtout pendant les premiers jours. On les répétera ultérieurement plus ou moins souvent, suivant la vigueur du sujet.

On emploiera l'ergotine à l'intérieur ou en injections hypodermiques, on opposera aux douleurs parfois très vives les préparations narcotiques. Il est urgent de vider régulièrement la vessie par le cathétérisme, et d'empêcher la réplétion de l'intestin par les purgatifs énergiques.

Outre ces moyens, on agira encore contre l'inflammation secondaire à l'aide des mercuriaux en frictions; de l'iodure de potassium.

Enfin on traitera les paralysies consécutives par la strychnine, les bains et l'électricité dans ses divers modes d'emploi.

CONCLUSIONS

Si dans certains cas, l'hémorrhagie de la moelle est pré-
cédée du ramollissement de cet organe, il est d'autres cas
où l'hémorrhagie débute d'emblée, et où la myélite n'appa-
rait que comme produit secondaire de l'inflammation péri-
hémorrhagique.

Les hémorrhagies de la moelle comme celles du cerveau
sont susceptibles de guérison.

Il en est de même des paralysies qui en dépendent.

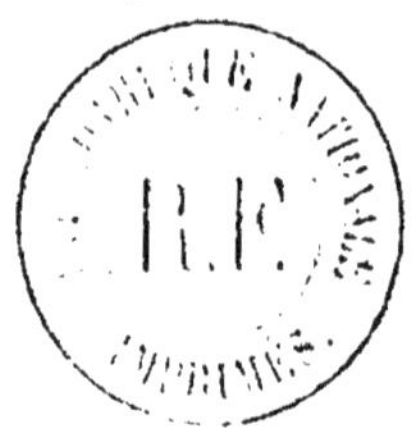

INDEX BIBLIOGRAPHIQUE

Hutin. — Bibliothèque médicale 1828. Tome I.

Cruveilher. — Anatomie pathologique, 8° livraison.

Monod. — Bulletin de la Société anatomique, n° XVIII.

Breschet. — Archives générales de médecine, 1828.

Grisolle. — Journal hebd. des progrès des sciences médicales, 1836. T. I, p. 65.

Saccheo. — Revue médicale, 1836.

Nonat. — Archives générales de médecine, 1838.

Moynier. — Des morts subites chez les femmes enceintes. Th. (Paris), 1858.

Durlau. — Union médicale, 1859.

Colin. — Société médicale des hôpitaux, 1862.

Levier. — Beitrag zur pathologie der Ruckenmarks apoplexie (Bern, 1864).

Jaccoud. — Paraplégies et ataxie du mouvement.

Gorsse. — De l'hémorrhagie intra-médullaire (Strasbourg), 1870.

Bourneville. — Gazette médicale (1871).

Liouville. — Mémoires à la Société de Biologie (1872).

Ogle. — London path. soc. 1853. T. IV.

Charcot. — Leçons sur le système nerveux, 1872-73.

Hayem. — Des hémorrhagies intra-médullaires (Th. d'agrégation), 1872.

Jaccoud. — Traité de pathologie interne, tome I.

Hallopeau. — Dictionnaire de méd. et de chir. pratiques.

Brown-Sequard. — Comptes rendus à la Société de Biologie, 1849. Archives de Physiologie, 1868.

Bouchard. — Dict. encyclopéd. des sciences médicales.
Leyden. — Traité des maladies du système nerveux. Berlin 1879,
Vulpian. — Maladies de la moelle, Paris 1879.
Vulpian. — Articles moelle, dict. encyclopédique.
W. Hammond. — Maladies du système nerveux. New-York,
1879.

Imp. A. DERENNE, Mayenne. — Paris, boulevard Saint-Michel, 52.

Imprimerie A. DERENNE, Mayenne. — Paris, boulevard Saint-Michel, 52.

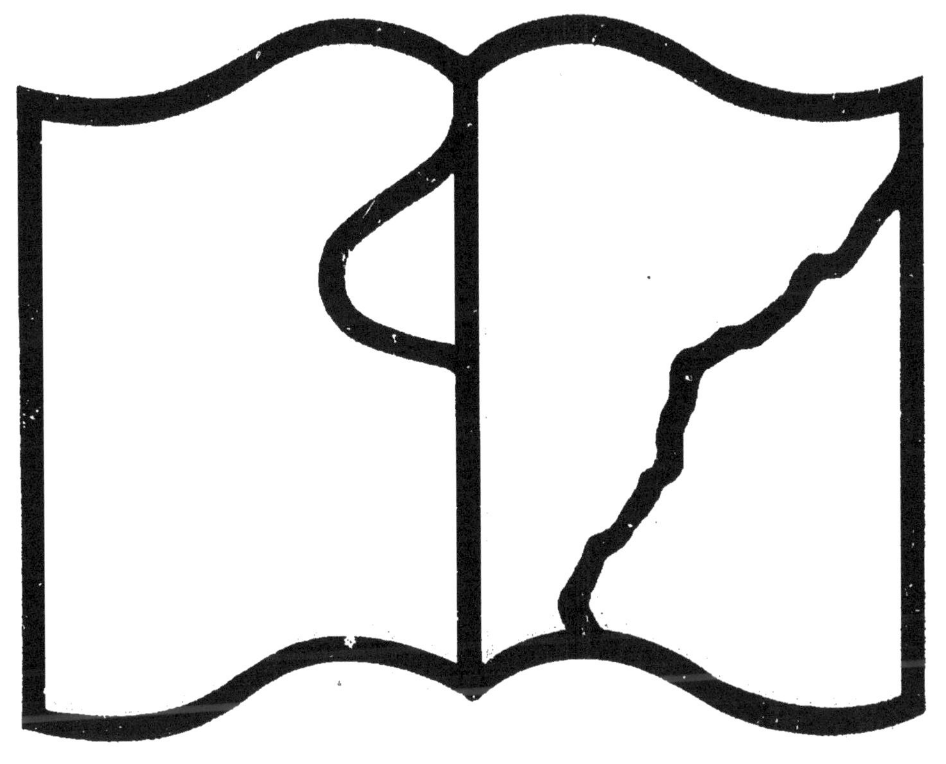

Texte détérioré — reliure défectueuse

NF Z 43-120-11

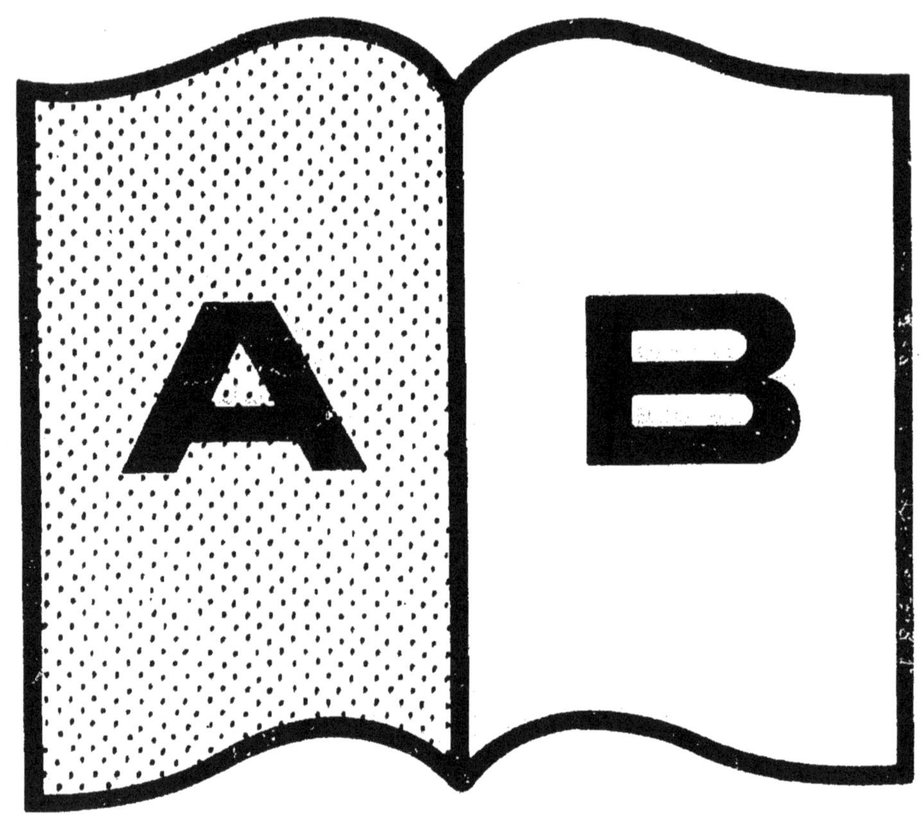

Contraste insuffisant

NF Z 43-120-14

9 782016 157381